Te $^{47}_{16}$

CAS REMARQUABLE DE GUÉRISON

D'UNE

# FIÈVRE GRAVE

CONTRACTÉE AU MEXIQUE

## Et traitée par l'HYDROTHÉRAPIE

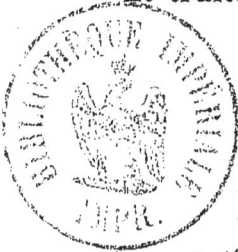

PAR

## LE Dr A. MASSON

Directeur de l'Établissement hydrothérapique de Saint-Didier

(VAUCLUSE)

⁓•⁓

## MONTPELLIER

BOEHM & FILS, IMPRIMEURS, PLACE DE L'OBSERVATOIRE

Éditeurs du MONTPELLIER MÉDICAL

1868

Te 47/16

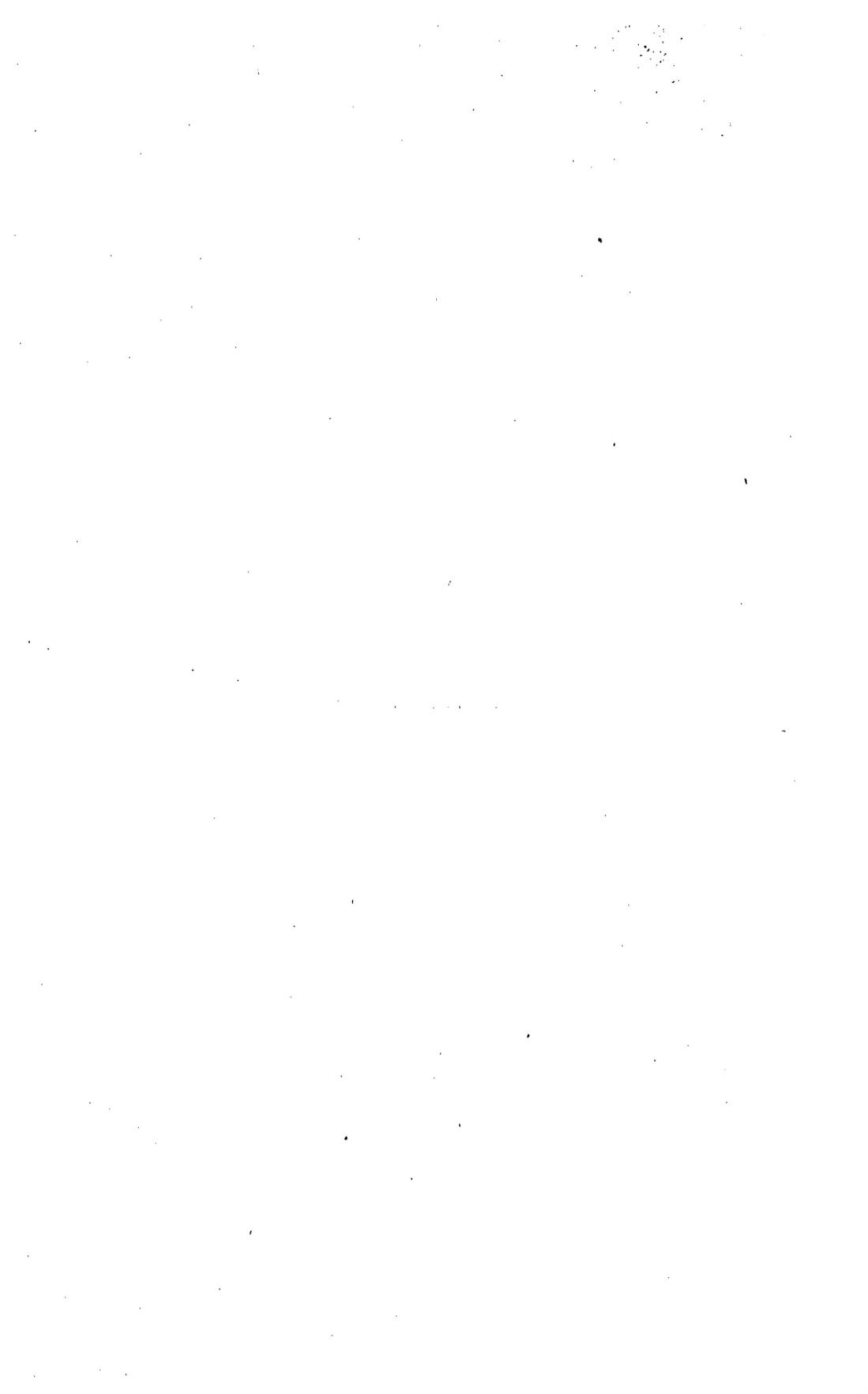

# CAS REMARQUABLE DE GUÉRISON

D'UNE

# FIÈVRE INTERMITTENTE GRAVE

## CONTRACTÉE AU MEXIQUE

## Et traitée par l'HYDROTHÉRAPIE

———

L'efficacité de l'hydrothérapie contre les fièvres intermittentes les plus rebelles, les plus compliquées, s'affirme de jour en jour par les preuves les moins équivoques.

M. L. Fleury, dans un remarquable mémoire, a déjà signalé ce fait à l'attention des praticiens. Il a démontré par un grand nombre d'observations que là où le sulfate de quinine et ses succédanés échouaient; là où la fièvre tenace était accompagnée de congestions et d'engorgements irréductibles de la rate et du foie ; là où une anémie profonde avait déjà appauvri l'économie tout entière, l'hydrothérapie pouvait heureusement intervenir, dissiper les complications de la maladie, et, dans un court espace de temps, conduire à une guérison complète.

Ces résultats, de moins en moins surprenants à mesure qu'ils se multiplient, s'expliquent par la triple action que l'on peut obtenir de l'eau froide :

1° L'action *antipériodique*, qui dépend tout entière du moment précis où la douche est administrée ;

2° L'action *tonique* de l'eau froide appliquée sur la surface entière de l'organisme ;

3° L'action *résolutive* des douches, aujourd'hui pleinement démontrée par l'expérience, et capable de réduire avec facilité les engorgements des viscères abdominaux.

Parmi les observations qui nous sont personnelles, il en est une qui nous paraît offrir un exemple des plus complets, tant au point de vue de l'intensité de la maladie et de la gravité des complications, que de l'efficacité de la méthode hydrothérapique.

Exposons d'abord l'histoire de ce cas dans tous ses détails ; et nous terminons par les réflexions et les enseignements cliniques qui en découlent naturellement.

## OBSERVATION.

Jean Neyron, de Malemort (Vaucluse), âgé de 24 ans, doué d'une constitution robuste avant sa maladie, était soldat au 21e de ligne, et faisait partie de l'expédition du Mexique.

Le corps d'armée auquel il appartenait était campé dans les bois situés entre Orizabba et Vera-Cruz, à proximité d'immenses marécages. L'eau potable y manquait le plus souvent, et les soldats se voyaient obligés de boire alors l'eau des marais, laquelle eau, au dire de notre malade, était toujours sale, trouble et surtout puante.

Dans de pareilles conditions, la fièvre ne pouvait manquer de faire des ravages ; aussi le campement offrit-il bientôt l'aspect d'une ambulance. Notre soldat a vu son bataillon, composé de 800 hommes d'abord, se recruter ensuite de 1800; et sur ce nombre, 720 seulement ont pu revoir la France.

C'est le 13 octobre 1862 que Neyron fut pris subitement des premières atteintes du mal, qui débuta par des frissons intenses et des vomissements de matières noires. On le transporta à l'ambulance du camp de la Tézéria, et de là à l'hôpital où il passa trois semaines.

Les vomissements cessèrent au bout de quelques jours ; la diarrhée leur succéda, et des accès subintrants à type tierce apparurent. Pour que ces accès fussent subintrants malgré leur type tierce, il fallait aux stades une durée exceptionnellement grande; et il m'eût été difficile d'y croire si je n'avais eu à Saint-Didier l'occasion d'en juger *de visu*.

Le malade fut soumis à l'administration du sulfate de quinine, à la dose de $0^{gr},75$, puis 1 gramme, puis $1^{gr},50$, pris en deux fois dans la journée.

Au bout de trois semaines il sortit de l'hôpital. Mais trois jours s'étaient à peine écoulés que déjà le mal avait reparu. Il revint à l'hôpital pendant deux mois encore, et comme sa constitution était fort affaiblie, il fut évacué sur Vera-Cruz, d'où on le renvoya en France.

A bord du navire étaient, avec notre malade, deux cents autres soldats atteints de la même affection. Tous avaient présenté sur le sol mexicain des accidents analogues, seulement à des degrés divers. Mais dès qu'on fut à quelque distance du rivage, le mal se transforma chez chacun d'eux, et le médecin du bord put assister à la métamorphose singulière du type tierce eu type quarte ; si bien que la forme subintrante disparut; les stades du frisson, de la chaleur et de la sueur eurent leur temps d'évolution, et les accès furent séparés par une période apyrétique plus longue [1].

---

[1] Ce changement de type chez les mêmes malades, suivant les différents lieux qu'ils habitent ou qu'ils traversent, n'a rien qui puisse nous étonner ; car le type tient plutôt à la nature même de l'endémie qu'à l'idiosyncrasie du malade, et l'on conçoit que ce type doive changer suivant la constitution médicale du pays.

M. le Dr Mouton (d'Agde), qui remplit depuis trente-cinq ans les fonctions de médecin-inspecteur des postes de douanes sur le littoral de la Méditerranée, m'a affirmé ce fait de la façon la plus explicite. Ces postes sont situés par ci, par là, à travers des dunes que la mer recouvre de temps à autre et qu'elle abandonne presque aussitôt. Les dépressions du terrain restent inondées et se changent en étangs plus ou moins étendus, qui ne peuvent se dessécher que par l'évaporation au soleil, et qui en même temps répandent dans les airs leurs effluves délétères. Or, c'est là que M. Mouton est appelé chaque jour à prodiguer ses soins médicaux, n'ayant affaire presque toujours qu'à des fièvres paludéennes; mais il sait d'avance qu'au poste nº 125 il rencontrera la fièvre tierce, tandis que ce sera une fièvre quarte au poste

Grâce à cette apyrexie, qui vint donner aux fébricitants quelques moments de répit, la santé se releva chez la plupart; l'on n'eut dans la traversée aucune mort à déplorer.

Arrivé à Toulon, Neyron passa quinze jours à l'hôpital de cette ville, et fut ensuite envoyé à celui d'Auxonne, lieu de dépôt de son régiment.

Là il passa encore deux mois au milieu des fiévreux venus comme lui du Mexique. On lui administra le sulfate de quinine, le fer, l'acide arsénieux. Il éprouva des alternatives de bien et de mal ; mais en somme son état général allait s'aggravant. Enfin il demanda et obtint un congé.

C'est le 15 mars 1863 que Neyron arriva dans son pays natal, à Malemort (Vaucluse). Ce pays est situé sur une hauteur au pied du mont Ventoux, c'est-à-dire dans le voisinage des hautes montagnes, près de grandes gorges boisées et désertes, loin de tout cours d'eau. En aucun lieu il n'aurait pu trouver des conditions climatériques plus salubres. Les fièvres intermittentes y sont pour ainsi dire inconnues.

Si le changement d'air avait pu à lui seul produire quelque résultat heureux, c'est bien là certes que notre malade l'eût obtenu.

Mais, soit qu'il fût trop épuisé par tant d'accès, soit que les désordres pathologiques fussent arrivés à un degré trop considérable, soit enfin que les voyages lui eussent enlevé jusqu'à ses dernières forces, il ne pouvait se rétablir.

---

n° 80 ; il sait aussi qu'il est des points privilégiés où la fièvre n'apparaît point.

Lorsque, par mesure de santé ou de service, un changement de domicile s'opère parmi les douaniers, souvent les malades voient leur fièvre changer de type, suivant le nouveau logis qu'ils viennent occuper. Heureux ceux qui gagnent à ce changement, et qui obtiennent des postes dont la salubrité convient à leur santé compromise !

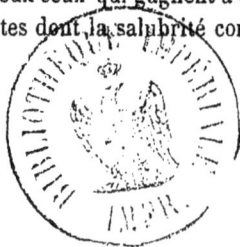

Les accès persistaient, en affectant, par une nouvelle métamorphose, le type quotidien.

Le 12 mai 1865, il m'arriva adressé par M. le Dr Eysseric.

Voici le tableau qu'il présentait alors :

Faciès livide ; teint d'une couleur olivâtre ; yeux caves, cernés d'un cercle brun ; sclérotiques d'un jaune ictérique ; lèvres et gencives décolorées ;

Amaigrissement extrême du corps ; peau jaune et poisseuse ; sueurs diffuses et continues ; faiblesse telle que le malade no peut pius se traîner qu'à l'aide d'un bâton ;

Les membres inférieurs sont envahis par l'œdème jusqu'au genou ;

Céphalalgies intenses, même pendant l'apyrexie ; vertiges, fourmillements du côté des mains ; insomnie complète depuis plusieurs mois ;

Langue saburrale, anorexie, alternatives de constipation et de diarrhée colliquative. Douleur au creux épigastrique ; ballonnement du ventre. Le malade ne peut supporter que le bouillon froid. Le quinquina et la quinine ne sont plus tolérés.

Une douleur vive se fait sentir dans l'hypocondre droit. Le foie offre, *pendant l'apyrexie*, un volume considérable ; il est de 26 centimètres sur la ligne verticale tracée au niveau du mamelon, au lieu de 12 à 14 comme il doit être à l'état normal, chez l'adulte. Il dépasse de 14 centimètres le rebord costal, et de 12 la ligne médiane.

La rate est aussi tuméfiée : elle offre un diamètre vertical de 18 centimètres et 12 centimètres en travers.

Le développement excessif de ces deux viscères a pour effet de refouler en haut les poumons, en bas la masse intestinale, de comprimer l'estomac et les vaisseaux de la région. De là, les suffocations extrêmes dont le malade se plaint, la douleur épigastrique, l'œdème des membres abdominaux.

Je prends sur le moment des accès et sur leur durée les renseignements les plus précis, pour déterminer l'heure exacte où le traitement doit être appliqué. — Le malade me déclare que les accès depuis quelque temps apparaissent tous les jours à midi précis et durent huit heures. « Les *accès violents*, dit-il, ne m'arrivent plus que de temps à autre, tous les huit jours environ ; ceux-là me durent un jour et demi, et me font beaucoup souffrir. — C'est de l'un d'eux que je mourrai, ajouta-t-il, si vous ne parvenez à m'en débarrasser bientôt. »

Le 15, à onze heures et demie du matin, prévoyant l'accès pour midi, j'administrai une légère douche en pluie, accompagnée et suivie d'une douche en gerbe, sur les régions splénique et hépatique. — Je préférai la douche en gerbe à la douche colonne, d'un diamètre trop fort, afin de ne pas augmenter la douleur déjà très-vive qui siégeait dans le foie.

Le résultat *immédiat et instantané* de cette première douche fut la diminution du volume du foie et de la rate. — Le foie ne présentait plus que 21 centimètres dans son diamètre vertical, et il ne dépassait plus que de 8 centimètres la ligne médiane. — La rate s'était réduite à 15 centimètres de haut en bas et à 10 transversalement.

D'un autre côté, la figure du malade commença à se dérider et même à s'éclairer d'un rayon d'espérance, lorsque, dans le bien-être de la première réaction, il sentit qu'il pouvait déjà respirer plus librement.

L'accès ne parut ce jour-là qu'à deux heures et finit à six. Cette courte durée lui causa beaucoup d'étonnement et ne fit qu'ajouter à sa confiance.

Il demanda aussitôt à manger, prit un bouillon, dévora une côtelette et but un peu de vin de Bordeaux ; après quoi il alla se coucher et fit un léger sommeil.

Percuté le soir, le foie avait, depuis la douche, regagné 2 centimètres dans son diamètre vertical, c'est-à-dire qu'il avait

23 centimètres, 2 centimètres de plus qu'après la douche, mais 3 centimètres encore de moins qu'avant.

Le 14, à onze heures et demie, même douche comme la veille.—Le diamètre vertical du foie est instantanément reduit à 18 centimètres, et cet organe ne dépasse plus que de 4 centimètres la ligne médiane.

A deux heures de l'après-midi, Neyron se sent pris de frissons vagues, le long du dos, avec redoublement du malaise habituel, céphalalgie, courbature; au froid succède une franche chaleur, puis une sueur modérée. Tout finit vers huit heures du soir. La nuit se passa assez bien, et l'appétit s'était ouvert dès le lendemain matin.

Le 15, à une heure de l'après-midi, douche comme à l'ordinaire. Le malade l'a parfaitement supportée et s'en montre satisfait; tout promet une bonne réaction.

Malheureusement, au sortir de la salle des douches, il rencontre une personne avec laquelle il dut avoir de pénibles explications. Hélas! ses jours avaient été comptés, et la convoitise attirait déjà autour de lui ceux qui avaient jeté les yeux sur son modique héritage. — Il avait plu ce jour-là. — Au lieu de se promener après la douche, et de provoquer une *réaction* suffisante, il s'assit sur un banc humide.

Cette imprudence ne tarda pas à produire ses effets: un accès terrible se déclara. Le frisson commença à deux heures de l'après-midi. Les traits se crispèrent; les dents claquaient à se briser; les mouvements convulsifs étaient tellement violents que le lit lui-même en était ébranlé. La suffocation était extrême, et les soupirs forcés dont elle était entrecoupée, ressemblaient à ceux qui s'échappent de la poitrine d'un bûcheron à chaque coup de hache. La soif était intense; l'agitation se rapprochait du délire; le pouls battait 130, avec des intermittences fréquentes ; le foie et la rate augmentaient de volume d'heure en heure ; le ventre était énorme.

On administra quelques boissons excitantes; on couvrit de linges chauds l'estomac et les jambes. Tous nos soins les plus assidus ne purent amoindrir la violence de ces symptômes. J'étais désarmé. A chaque heure de la nuit je venais prendre de ses nouvelles, donner des ordres ; le désespoir me gagnait, quand un mot de sa voix éteinte vint me rassurer un peu : je lui entendis dire qu'*il avait déjà eu des accès tout aussi mau-nais !* Néanmoins les choses continuaient à aller tout aussi mal.

Enfin, le lendemain vers midi, la période de froid fit place à celle de la réaction. La chaleur fut extrême, mais le malade se sentit soulagé.

A deux heures, une sueur abondante et d'une odeur *sui generis* ruissela sur tout le corps ; le lit fumait comme si un courant de vapeur eût été introduit sous les couvertures. L'odeur qui s'en est exhalée pendant ces quelques heures a persisté longtemps dans la chambre.

Le soir vers neuf heures, tout rentra dans l'ordre ; le malade passa une nuit assez bonne quoique agitée, et le lendemain on put songer à lui faire prendre une douche vers onze heures du matin.

Le 17 , avant la douche , le foie était revenu presqu'au diamètre primitif, à 25 centimètres.

Après la douche, nous ne trouvâmes plus que 18; notre *ressuscité* déclara qu'*il se sentait guéri.*

La journée se passa sans accès.

Le 18, douche à midi ; l'accès revint à trois heures et dura jusqu'à six heures.

Le 19, douche à deux heures ; la hauteur du foie était de 17 centimètres avant la douche, il ne dépassait plus que de deux travers de doigt la ligne médiane. La douleur ayant disparu du côté de ce viscère, nous donnons une douche plus forte sur la région hépatique. Le volume de l'organe se réduit à 15 centimètres.

L'accès vient à cinq heures et ne dure plus que trois heures.

Le 20, pas d'accès.

Le 21, réminiscence d'accès dans la soirée.

Les 22, 23, 24 et 25, les accès sont représentés par des fatigues générales et des lassitudes.

Le 26, un accès apparaît à midi, et dure quatre à cinq heures. Le foie, dans son diamètre vertical, mesure encore 15 centim. avant la douche; il n'en a plus que 13 après. La rate a repris son volume normal.

Le 27, douche biquotidienne ; nous voulons faire cesser les accès irréguliers, accidents morbides qu'on voit trop souvent persister quand la fièvre est coupée et que les viscères abdominaux continuent à présenter de l'engorgement.

Le 28, le foie comme la rate ont repris leur volume physiologique ; nous ne trouvons que 12 centimètres pour le foie en mesurant sur la ligne mamelonnaire; il ne dépasse plus que d'un travers de doigt la ligne médiane et le rebord des fausses côtes. La rate offre 9 centimètres verticalement et 7 transversalement.

Le faciès a perdu sa couleur jaune olivâtre ; le teint devient frais et rosé ; les lèvres ne sont plus livides. Le malade se sent des forces nouvelles ; il mange et dort à merveille.

Pour dissiper les derniers vestiges de l'anémie, je fais prendre quelques préparations ferrugineuses. J'y joins le vin de quinquina, les viandes rôties, le vin de Bordeaux, des légumes frais, des eaux gazeuses.

Ce régime, soutenu par l'action puissamment tonique des douches, ne tarde pas à rétablir complètement le malade.

Enfin le 5 juin, il quitte Saint-Didier et regagne son pays dans le meilleur état de santé.

Trois ans se sont écoulés depuis cette époque, et la guérison ne s'est pas démentie un seul jour; les accès ne sont plus revenus; nous avons eu une récente occasion de constater que les engorgements du foie et de la rate ont disparu à tout jamais.

RÉFLEXIONS ET ENSEIGNEMENTS CLINIQUES.

Les faits analogues à celui que nous venons de citer ne sont pas rares dans les établissements hydrothérapiques. La Presse médicale en a fait connaître quelques-uns; on pourrait en relater un plus grand nombre; ils se multiplieraient même à l'infini si l'emploi de l'hydrothérapie se vulgarisait davantage.

Parmi ceux qui se sont accomplis sous nos yeux à Saint-Didier, nous avons choisi, pour le livrer à la publicité, celui qui nous a paru le plus saisissant et le plus fécond en déductions pratiques.

Dans le traitement de Neyron, nous avons noté que la première douche avait eu pour résultat *immédiat, instantané,* de diminuer notablement le volume du foie et de la rate; et pour résultat *secondaire* d'abréger la durée des accès.

Ces changements si subits et si importants, vraiment incroyables pour qui n'a jamais vu traiter les fébricitants par l'hydrothérapie, n'avaient pour nous rien de bien extraordinaire.

Sous l'influence de ce traitement, les modifications que subissent les engorgements viscéraux et les accès fébriles avant de disparaître définitivement, ont l'habitude de se produire avec tant de régularité, qu'on peut à coup sûr les indiquer à l'avance.

Pour les accès, voici ce que nous avons à faire remarquer :

On s'assure d'abord de l'heure à laquelle ils arrivent ; puis, une demi-heure avant l'heure présumée, on donne une douche générale en pluie , puis une douche locale splénique et hépatique suivant l'organe pathologiquement engagé. Par le fait de ce moyen perturbateur, l'accès manquera à son heure, et s'il apparaît plus tard dans la journée , ce sera avec une notable atténuation au point de vue de l'intensité et de la durée des symptômes. Une fois ce premier effet obtenu, on peut prédire à courte échéance la cessation de la maladie, quel que soit l'âge du sujet, quels que soient le type, la gravité de la fièvre intermittente et le lieu où elle a été contractée.

Il est évident que le succès sera encore plus rapide s'il s'agit seulement de fièvres de nature bénigne, peu anciennes, et ne s'accompagnant ni d'engorgements viscéraux ni d'altérations dyscrasiques trop profondes de l'organisme. C'est en pareils cas qu'on a vu quelquefois *une seule douche* suffire pour la guérison.

En général, et personne ne l'ignore, les fièvres palustres contractées sur notre littoral méditerranéen, dans les plaines de la Sologne, du Forez ou du pays de Dombes, sont beaucoup moins graves et partant plus curables que celles qui sont rapportées de l'Afrique ou du Mexique. Mais aucune même de ces dernières ne résiste à l'épreuve de l'hydrothérapie.

S'il s'agit de fièvres qui revêtent la forme larvée, et qui se traduisent à la longue par des accès irréguliers, le premier effet du traitement par la douche est de les ramener pour ainsi dire aux allures de leur début, de reproduire leur type primitif et régulièrement périodique.

Pour énumérer les modifications relatives aux accès, il suffit de rappeler les phénomènes successifs qui se présentent dans le cours du traitement hydrothérapique :

Dès la première douche, l'accès est retardé de deux heures environ ; il a perdu de sa force, et il dure beaucoup moins de temps.

Le stade le plus pénible, le stade du frisson, est particulièrement abrégé. Les autres stades ont aussi une marche plus franche.

Dans l'intervalle des accès, la céphalalgie, les courbatures, les malaises habituels aux fébricitants, sont considérablement amendés. L'appétit renaît et les forces reviennent d'une façon très-sensible. A chaque nouvelle douche, l'amélioration fait un nouveau progrès, jusqu'au jour où la guérison est entière, et d'habitude celle-ci ne se fait pas attendre. Vingt jours ont suffi chez notre malade, dont l'état était des plus graves.

La guérison ainsi obtenue par l'hydrothérapie se recommande par sa solidité; on peut dire qu'elle est radicale, car elle reste à l'abri de toute rechute, même lorsque les sujets retournent dans les pays impaludés. M. Fleury l'a observé plus d'une fois. C'est aussi ce que notre expérience personnelle a constaté sur un certain nombre de malades traités il y a quatre ou cinq ans à l'établissement de Saint-Didier. D'après les renseignements qui nous sont parvenus, aucun de nos anciens fébricitants, de retour dans les contrées à fièvre endémique, n'a vu revenir le moindre accès.

C'est là assurément un des plus précieux avantages de notre méthode sur la médication quinique.

Rappelons maintenant en quoi consistent les modifications que les douches froides apportent, chez les fièvreux, aux hypertrophies récentes ou chroniques des viscères abdominaux, et en particulier aux engorgements de la rate et du foie.

Chez le sujet de notre observation, ces deux or-
ganes étaient simultanément tuméfiés, comme cela
arrive à des degrés divers, dans la plupart des fièvres
paludéennes chroniques. Quelquefois cependant la
rate se fait plus spécialement remarquer par l'exagé-
ration du volume. Mais peu importe pour l'action
des douches : ces deux viscères subissent simultanément comme isolément les mêmes oscillations de
décroissance ; le traitement hydrothérapique leur
imprime le même ordre de changements.

Sous l'influence d'une douche générale, ou mieux
encore d'une douche locale sur les régions splénique et hépatique, le foie et la rate se dégorgent
d'une façon manifeste. La percussion et la men-
suration ne laissent aucun doute à cet égard. Immé-
diatement après chaque douche, on peut se rendre
compte du retrait de l'organe hyperémié. Cette
diminution de volume persiste quelque temps, quelques heures ; mais peu à peu l'engorgement se re-
produit, tout en restant inférieur à ce qu'il était avant
la douche. C'est ainsi que, par l'effet d'une série de
douches, le foie et la rate des fébricitants malades
passent par des alternatives de resserrement et d'am-
pliation, mais toujours au profit de la diminution de
volume, jusqu'à ce que les viscères soient revenus
à leurs dimensions normales.

Ces faits, dont la constance et la régularité ont été
démontrées par M. Fleury en 1851, devant MM. An-

dral et Piorry, sont désormais acquis à la science, et, lorsqu'ils font défaut, c'est que la structure pathologique des viscères, ne se bornant plus à ce qu'on appelle des congestions, des engorgements, des obstructions, comporte des lésions plus graves, des indurations carnifiées, des dégénérescences, états organiques qui ne permettent plus au parenchyme du foie ou de la rate de se rétracter, de *s'exprimer*, pour ainsi dire, sous l'action de la douche froide.

L'hydrothérapie, non-seulement a promptement raison des accès et des intumescences viscérales, mais encore elle achève la guérison en provoquant la reconstitution du sang des fiévreux. L'anémie, on le sait, est la compagne habituelle des fièvres intermittentes ; elle se développe en raison de leur gravité et de leur chronicité ; elle a sa double origine, et dans les accès qui, en perturbant le système nerveux, portent le désordre sur les principales fonctions plastiques, et dans l'engorgement des viscères abdominaux qui rendent les digestions très-difficiles et la nutrition insuffisante.

Une fois débarrassé de ces deux éléments étiologiques et aggravants, l'anémie paraît heureusement simplifiée et toute prête à disparaître peu à peu par les seuls efforts de la nature ; mais la réparation sanguine est infiniment plus rapide et plus complète si l'on demande à l'action tonique des douches de stimuler les élaborations plastiques de l'organisme. Aux pratiques de l'hydrothérapie on peut aussi, au besoin, associer la médication plus directement reconstitutive des ferrugineux, du quinquina, des amers.

Avec ces moyens combinés, on vient sûrement à bout des cachexies paludéennes les plus désespérées.

En résumé, les fièvres intermittentes anciennes et rebelles, se compliquant d'engorgements viscéraux et d'anémie profonde, trouvent dans le traitement méthodique de l'hydrothérapie :

1° Une action *antipériodique* puissante et qui chasse promptement les accès ;

2° Une action *résolutive* et *révulsive* qui dissipe infailliblement les congestions chroniques de la rate et du foie ;

3° Une action *tonique* et *reconstitutive* qui opère la réparation du sang le plus appauvri.

Répétons, en terminant, que le pouvoir fébrifuge de l'hydrothérapie ne le cède en rien à celui de la quinine, et qu'il lui est supérieur. Les douches réussissent là où ce médicament et ses succédanés ont échoué ; elles s'adressent, avec leur inaltérable efficacité, aux fièvres de tout pays, de tout type, de tout âge.

Il n'est pas de notion thérapeutique plus digne de foi et de vulgarisation.

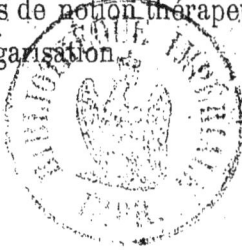

41

www.ingramcontent.com/pod-product-compliance
Lightning Source LLC
Chambersburg PA
CBHW050442210326
41520CB00019B/6041